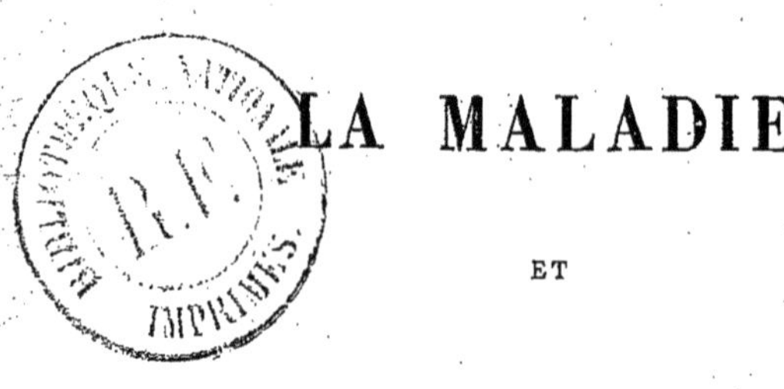

LA MALADIE

ET

LE SYSTÈME NERVEUX

ÉTUDE DE PATHOLOGIE GÉNÉRALE

LA MALADIE

ET

LE SYSTÈME NERVEUX

PAR

le Dr Adrien CARTIER
Médecin de la Marine

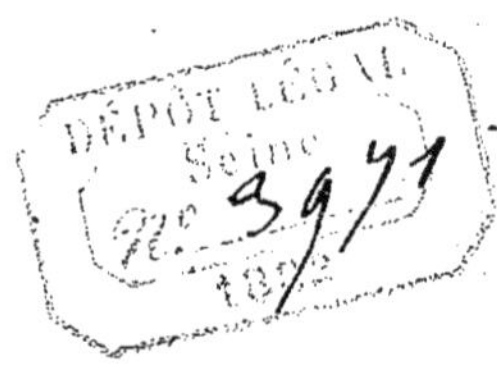

PARIS
TYPOGRAPHIE COLLOMBON ET BRULÉ
22, RUE DE L'ABBAYE, 22
1882

A MON PÈRE

A MA MÈRE

A MON FRÈRE

A MON COUSIN LE Dr A. GUÈS

Professeur à l'Ecole de médecine navale de Rochefort.

Ce sont vos idées que j'exprime dans ces pages, acceptez-en la dédicace et le témoignage de ma plus vive reconnaissance.

A M. LE PROFESSEUR PETER

MON PRÉSIDENT DE THÈSE

ÉTUDE DE PATHOLOGIE GÉNÉRALE

LA MALADIE

ET

LE SYSTÈME NERVEUX

C'est une des forces, d'autres diraient une des faiblesses de notre nature, à coup sûr une nécessité de l'esprit humain que nous ne puissions nous livrer à aucune étude sans éprouver le besoin d'émettre des théories, de généraliser nos aperçus; et, comme nos connaissances sont encore insuffisantes toutes les tentatives faites dans ce sens avortent ou échouent, le lendemain venant nous montrer l'erreur de la veille.

De là le nombre si considérable et toujours croissant des hypothèses qui encombrent l'histoire de la médecine. Plus que dans toute autre science, en effet, la vérité est ici difficile à atteindre. Aussi, grâce au découragement engendré par cette série d'insuccès, a-t-on voulu laisser de côté toute vue d'ensemble et se borner à constater les faits... Des faits, rien que des faits, pas de théories ! Telle est la maxime à l'ordre du jour, maxime qui a donné naissance à ces travaux scientifiques dont s'enorgueillit, à bon droit, l'époque contemporaine.

Que pouvons nous contre le naturel ? Malgré la décision prise, il fut impossible de fermer complètement la porte aux théories. D'un côté l'homme en cela semblable à l'enfant qui interroge sans cesse et dont les *Pourquoi* se succèdent jusqu'à nous réduire au silence, l'homme se demande constamment la raison des faits qu'il observe et chacun de ces faits donne lieu à une ou plusieurs hypothèses : de nombreuses théories secondaires, différentes, souvent contradictoires ont ainsi pris la place de ces grandes idées de philosophie médicale si chères à nos devanciers. D'autre part il arrivait que ces observations isolées réalisaient la parole de Fontenelle : « Plusieurs vérités séparées, dès qu'elles « sont en assez grand nombre, offrent si vivement à « l'esprit leurs rapports et leur mutuelle dépendance, « qu'il semble qu'après avoir été détachées par une « espèce de violence les unes des autres, elles cher-

« chent naturellement à se réunir, comme un corps « dont elles étaient les membres épars » (1).

Ce corps, ce tout, cet ensemble faut-il donc en bannir à jamais la recherche et considérer la doctrine comme une superfluité ? Nous sommes d'un autre avis et nous croyons au contraire, que tant vaut la doctrine tant vaut le médecin ! Si nous la poursuivons, comme je viens de le dire, par une sorte d'instinct et avec une tenacité que ne découragent pas d'innombrables insuccès, c'est qu'elle nous est indispensable, c'est que sans elle, le médecin n'est plus qu'un compilateur de formules à opposer aux diverses affections et dont la conscience, toujours inquiète, se demande où est la vérité, au milieu des assertions opposées qui semble surcharger la thérapeutique. Un jour vient, en effet, où le jeune homme cesse de prendre des opinions toutes faites et veut se rendre compte par lui-même : comparant alors les unes aux autres, les affirmations qu'il rencontre et les trouvant contradictoires, il se sent envahir par le doute, bientôt suivi du découragement, puis du scepticisme.

Gardons-nous de cette défaillance qui change en un vil métier la noble mission du médecin, s'il a perdu sa foi ! Pour cela cherchons la vérité non seulement dans les faits mais encore dans le lien qui les unit. La

(1) Fontenelle. — Préface sur l'utilité des mathématiques et de la physique et sur les travaux de l'Académie des sciences p. 22.

science nous rendrait un funeste service si elle se bornait à renverser les erreurs sans rien édifier à leur place ; à vrai dire elle ne serait plus la science puisque celle-ci se distingue de l'empirisme par l'intervention du raisonnement. Dieu merci, elle nous fournit assez de notions pour qu'on ne puisse lui adresser ce reproche et nous verrons bientôt que grâce à ses lumières, la connaissance des lois de la vie devient de plus en plus précise. Cependant nous en sommes encore réduits à l'hypothèse; mais si cette hypothèse explique les faits connus, si aucun d'eux n'est en contradiction avec elle, si elle résout des difficultés, si elle donne au médecin hésitant le fil qui doit le guider dans le dédale de la clinique, pourquoi la récuserions nous?

Je me propose d'exposer, dans ce travail, comment-il est possible de concevoir, à l'aide des connaissances physiologiques actuelles, la santé et la maladie, c'est-à-dire le fonctionnement régulier ou faussé de l'organisme, les maladies n'étant point des êtres réels, ainsi que semble l'indiquer à l'étudiant novice le nom qui a été imposé à chacune d'elles et qui lui donne sa place dans une sorte de catalogue nosologique, mais des manifestations de la vie aux prises avec les modificateurs de toutes sortes.

I

Dans un aphorisme célèbre le Père de la médecine a signalé l'harmonie du corps humain (1). Quand on considère l'organisme et sa perfection, la régularité de son évolution depuis son originej usqu'à sa mort, le mécanisme admirablement précis de ses fonctions, on ne peut s'empêcher, pour expliquer cette harmonie si exacte, de supposer, dans cet être vivant, l'existence d'une force dirigeante dont témoignent même les aberrations auxquelles nous la voyons parfois se livrer, tant elles sont régulières ! En présence des dénégations qu'a rencontrées cette hypothèse on se souvient et on fait involontairement l'application de ces paroles de Bourdaloue :

« Il croit qu'un Etat ne peut être bien gouverné que « par la sagesse et le conseil d'un prince ; il croit

(1) *Concursus unus, consensus unus,, conspiratio una.* —

« qu'une maison ne peut subsister sans la vigilance « et l'économie d'un père de famille; il croit qu'un vais- « seau ne peut être bien conduit sans l'attention et « l'habileté d'un pilote; et quand il voit ce vaisseau « voguer en pleine mer, cette famille bien réglée, ce « royaume dans l'ordre et dans la paix, il conclut sans « hésiter qu'il y a un esprit, une intelligence qui y « préside; mais il prétend raisonner tout autrement à « l'égard du monde entier et il veut que sans Provi- « dence, sans prudence, sans intelligence, par un ef- « fet du hasard ce grand et vaste univers se maintienne « dans l'ordre merveilleux où nous le voyons » (1).

Ce que Bourdaloue dit de l'Univers, nous pouvons, avec non moins de raison, le dire du corps humain vivant. Le rapprochement est si juste, qu'il est devenu la base de la théorie cellulaire dans laquelle, avec Wirchow, on assimile l'organisme et les innombrables cellules qui le constituent à une unité sociale organisée, à un État dont les citoyens sont les cellules individuelles jouissant d'une indépendance propre et remplissant les fonctions qui leur sont dévolues, mais soumises aussi aux lois du pouvoir central de la communauté. « Cette comparaison, dit Hæckel, n'est pas « une lointaine et vague analogie : elle répond si bien

(1) *Sermon sur la Providence.* — Tome II, p. 250 de la 5e édition.

« à la réalité qu'elle peut être poussée plus loin et que « nous pouvons considérer le corps de l'animal, avec « sa forte centralisation, comme une monarchie cellu- « laire, l'organisme végétal, dont les cellules pos- « sèdent une plus grande indépendance, comme une « république cellulaire » (1).

En des termes plus matérialistes, Cabanis exprime l'idée que nous émettons : « L'ordre, dit-il, est essentiel « à la matière en mouvement et l'ordre suppose tou- « jours unité d'impulsion générale ou coordonnance « entre tous les mouvements imprimés » (2).

Vous trouverez la même opinion énoncée par Malgaigne en un langage imagé. Le spirituel écrivain, s'étant fait une légère écorchure à la main, saisit cette occasion pour observer comment la nature allait procéder à la réparation. Il en décrit minutieusement toutes les phases, comparant le mouvement circulatoire qui suit la lésion à l'émotion que cause dans une foule un grave événement et le concours des globules sanguins à celui de soldats appelés à l'action : « Tout « semblait, dit-il, agir avec ordre conduit par une « intelligence parfaite ; le raisonnement seul y man- « quait. Ce concours, si bien dirigé, cette accord par-

(1) Hæckel. — Psychologie cellulaire. — Traduction de Jules Sourg, p. 18.

(2) Cabanis. — Influence du physique sur le moral. — T. II, p. 395.

« fait de toutes les forces locales arrivant sur le point « entamé, en opérant l'investissement, puis se reti- « rant sans y laisser que le strict nécessaire, qui « l'expliquera par des courants aveugles et agissant au « hasard ? Dites que cette action des globules est forcée, « nécessaire et aveugle comme la nécessité ; j'ai ceci à « vous répondre : certes, et je viens de le dire, je ne « vois pas là une intelligence raisonnée, pensante, « ayant la science et la conscience de ses actes ; elle « agit suivant des lois déterminées et ne saurait agir « autrement. Mais la langue n'est pas si pauvre qu'elle « n'ait un mot pour désigner cette action forcée et ce- « pendant si sagement ordonnée : c'est l'instinct ; et « c'est aussi tout ce que j'accorde à la force vitale » (1).

Il ne lui faut pas davantage. C'est l'instinct, en effet, l'archée de Van-Helmont, *âme sensitive* qu'il distinguait de l'*âme pensante*, c'est le principe vital de Barthez. Pardonnez-moi d'évoquer ces noms d'autrefois ! Je les cite, parce qu'il faut rendre à chacun l'honneur qui lui est dû ; parce que ces grands esprits avaient deviné les lois de la vie et les exprimaient, comme ils pouvaient, par des mots reçus, compréhensibles bien que métaphoriques, des mots qui (quoiqu'on l'ait cru ou feint de le croire), ne désignaient

(1) Malgaigne. Anatomie chirurgicale, t. I, p. 561.

pas plus un être réel que le terme de maladie ne représente un ennemi prêt à fondre sur nous. En voulez-vous la preuve ? « Il est douteux si le principe de vie, « qu'on peut désigner par le nom d'âme sensitive, « existe autrement que comme une loi de ces combi-« naisons du mouvement et de la matière qui font un « corps vivant. On voit qu'une telle loi primordiale « n'est point un être distinct..... Dans tout le cours de « cet ouvrage, je personnifie le principe vital de « l'homme pour pouvoir en parler d'une manière plus « commode » (1). Qui dit cela ? Barthez, le père du vitalisme ! Un matérialiste du jour désavouerait-il ce langage ?

Il devient impossible, aujourd'hui, de se dire exclusivement vitaliste ou matérialiste et nous devons admettre, ainsi que le reconnaît Gubler, que si l'organisme est soumis aux phénomènes physiques ceux-ci sont pourtant quelquefois contrebalancés par les forces organiques. « Comme savant, dit-il ailleurs, il faut « reconnaître que chez tous les êtres vivants, indépen-« damment de toute organisation, il y a des forces qui « appartiennent à la matière brute. Mais il y a quelque « chose qui est absolument irréductible, c'est la forma-« tion, la nutrition, cette force qui fait que les organes

(1) Barthez. Nouveaux éléments de la science de l'homme. Voyez, page 10, 13, 18, 41, etc.

« se développent, que l'œil de la salamandre se repro-
« duit. Cette force là, j'ai beau chercher, je ne trouve
« pas moyen de la réduire à des combinaisons chimi-
« ques ou bien à l'action des impondérables. Voilà ce
« qui, chez les êtres vivants, leur est absolument pro-
« pre : la reproduction et la nutrition, ce qui est tout
« un » (1).

J'ai voulu me placer, tout d'abord, sous l'égide de ces autorités anciennes et modernes ; j'aurai encore, dans la suite de ce travail à les invoquer et à m'appuyer sur l'opinion d'autres savants contemporains, notamment sur notre illustre physiologiste Claude Bernard ; car les idées que je vais exposer sont basées sur les faits cliniques et expérimentaux aussi bien que sur le raisonnement : en somme sur tout ce qui constitue la science.

Instinct, Archée, Principe vital ou Forces organiques, tous ces mots ne désignent pas autre chose que la fonction même du système nerveux, ce grand harmonisateur de tous les organes : c'est lui, en effet, qui régit l'économie et en fait mouvoir tous les ressorts ; c'est à lui que nous devons et le bien et le mal, car, suivant qu'il est en bon ou en mauvais état, il résiste aux in-

(1) Gubler. Leçons de thérapeutique. p. 104, et cours de thérapeutique, p. 24.

fluences nocives et maintient la santé ou, au contraire, il cède à leur action et produit la maladie.

Seuls les systèmes nerveux et vasculaire sont partout dans l'organisme, y formant une chaîne non interrompue. Le sang fournit à tous les éléments leur nourriture et il est ainsi indispensable au système nerveux lui-même. Mais la nourriture ne suffirait pas si l'innervation n'apportait réellement partout l'influx vital en ordonnant, régularisant la nutrition et en gouvernant le mouvement aussi bien que la formation et la dépuration du milieu nourricier intérieur.

De tous les points du corps partent des nerfs, véritables fils télégraphiques, les mettant en relation avec le centre nerveux dans lequel viennent ainsi se répercuter les plus infimes modifications que subit chacun de ces points : de telle sorte que, si je peux me permettre cette comparaison, chaque partie de l'organisme, si minime soit-elle, a sa représentation, son image réduite dans ce système nerveux central, image qui, comme un miroir fidèle, reflète et traduit instantanément les moindres changements survenus dans la partie elle-même. De ce centre partent également d'autres nerfs qui vont se rendre à toutes les parties de l'économie et y porter le mouvement : comprenons ce mot dans son acception la plus large, celle d'incitation ; toute contraction, toute sécrétion, toute pensée dérive d'une incitation, est un mouvement transformé par l'activité cellulaire, comme nous l'enseigne la doctrine de la corrélation des forces physiques et organiques. Enfin dans ce centre et par ce centre lui-même, toutes les parties du corps sont également unies et en relation les unes avec les autres, leur solidarité étant ainsi établie par une dépendance réciproque de tous les instants.

Ce système a, de plus, des centres secondaires, amas de substance grise, disséminés un peu partout; représentants du pouvoir central, avec lequel ils sont constamment en rapport et dans lequel il puisent l'inspiration et la force, ces centres secondaires suffisent, dans les circonstances ordinaires, à diriger les actes du département qu'ils sont chargés d'administrer, le pouvoir central n'intervenant que dans les cas exceptionnels.

Telle est, en quelques mots, la disposition du système nerveux.

Sans doute un appareil aussi parfait n'existe pas toujours; il ne se développe que lentement au cours de la vie fœtale et n'acquiert qu'après la naissance de l'être son perfectionnement complet. Cependant son pouvoir existe; il gouverne l'évolution de l'ovule fécondé comme il gouvernera les fonctions de l'homme. Qu'est-ce à dire? C'est que, dans cet ovule fécondé qui n'est constitué que par une cellule, s'il n'y a pas de système nerveux, il existe, du moins, une substance nerveuse diffuse, émanation et image invisible, mais réelle. de celle des deux procréateurs. Comme l'a dit Michelet, « en tout embryon ce qui est ébauché d'abord, c'est le « système nerveux, c'est-à-dire la capacité de sentir et « de souffrir (1). »

Il en est si bien ainsi que, de nos jours, on a constaté chez les monères et les cytodes, c'est-à-dire « des êtres qui sont sur la limite des mondes organiques et inorganiques, » des êtres au dessous de la cellule, puisqu'ils ne sont formés que de protoplasma, des organismes sans organes, on a constaté, dis-je, l'existence de la nutrition, de la reproduction, du mouvement et de la sensibilité qui constituent les caractères de la matière vivante ! La sensibilité étant d'ailleurs le point de départ de tous les autres phénomènes.

Dans l'homme fait, ne voyons-nous pas, également, la sensibilité exister sans filament nerveux distinct ?

Toutes les fibres d'un muscle qui se contractent synergiquement, toutes les cellules sécrétantes d'une glande ne sont certainement pas l'aboutissant d'un filament nerveux.

Ainsi chaque point de l'organisme, constamment en rapport avec le centre nerveux, lui porte incesam-

(1) Michelet. *La Mer*. p. 176.

ment et en reçoit l'incitation nécessaire à son fonctionnement; cette incitation n'est autre chose qu'un acte réflexe, c'est-à-dire réfléchi, renvoyé par le gouvernement central ou par l'un de ses représentants secondaires et réfléchi avec des qualités et une intensité variables suivant la sensation qui l'a provoqué. « La « sensibilité, dit Cl. Bernard, donne le signal qui « accélère ou ralentit le mouvement de la nutrition. « Mais ce n'est pas tout : elle ne se borne pas à donner « l'ébranlement initial et unique qui provoque le grand « sympathique ; elle produit une série d'ébranlements « qui l'avertissent, pour ainsi dire, de l'état des orga-« nes, de façon à régler son intervention sur les besoins « du moment » (1). Il en résulte que, les sollicitations venues de la partie restant normales, les mouvements réflexes seront également normaux et réciproquement ; tout va bien comme sensibilité parce que tout est bien comme irrigation, nutrition, résorption, sécrétion, etc. C'est le fait d'un Etat bien ordonné. Mais vienne une atteinte pathogénique qui rompe cet harmonieux équilibre, la réponse du système nerveux ne sera plus dans les limites normales; et suivant l'intensité avec laquelle aura agi la cause agressive, suivant la sensibilité ou la susceptibilité de l'innervation, cette réponse tantôt parviendra à rétablir l'harmonie, tantôt, au contraire,

(1) Claude Bernard. La *chaleur animale*. p. 307.

restera au-dessous de cette tâche ou encore dépassera le but, c'est-à-dire que l'état morbide sera constitué. Car, en définitive, la maladie n'est pas autre chose qu'un acte normal devenu anormal, vicié : ici c'est la nutrition ou la reproduction cellulaire exagérée, diminuée, pervertie (hypérémies, inflamations, tumeurs, anémies dégénérations) ; là une autre fonction est troublée (névroses de de la sensibilité, du mouvement, de l'intelligence, etc.

Voilà comment il se fait qu'un état physiologique qui s'exagère devient facilement un état morbide ; pourquoi la pléthore est si rapprochée du tempérament sanguin, la purulence si voisine de la leucémie puerpérale (1).

On peut donc émettre la conclusion suivante : une maladie est un état anormal du fonctionnement de l'organisme dévié par des causes perturbatrices. Elle est un produit de deux facteurs, l'organisme et l'étiologie.

Comment agit la cause ? En modifiant le système nerveux. Comment agit l'économie vivante ? En répondant mal sous l'influence d'un système nerveux insuffisant à sa tâche.

Cette brève formule ne tient compte ni des symptô-

(1) Peter. *Clinique médicale*, t. 2 p. 583.— Verneuil. *Bulletin de chirurgie*, 1877, t. 3, p. 312. — Cl. Bernard. *Etudes de Pathologie expérimentale*, p. 530, etc.

mes, ni des lésions. Les symptômes peuvent se réduire à un résultat immédiat, la mort ! C'est ce qui arrive parfois sous l'action d'une violente douleur, d'une forte émotion et, en pareil cas, les lésions ne sont pas perceptibles.

Tel est l'état morbide dans sa conception la plus simple ; autre chose est le processus. Ce procès, lui, est constitué par des actes morbides, symptômes et lésions, qui deviennent, par une action réciproque, causes et effets les uns des autres ; un symptôme, c'est-à-dire une modalité fonctionnelle ou physique ne pouvant exister sans entraîner plus ou moins vite et plus ou moins profondément des changements matériels apparents ; une lésion, à son tour, se traduisant par des symptômes.

En pratique, les maladies foudroyantes sont rares ; prenons donc pour type le procès morbide et raisonnons sur ce sujet. Eh bien, je vais essayer de montrer que l'état morbide est une modalité du système nerveux, que tous les actes morbides qui constituent la maladie, pathogénie, symptômes, lésions sont toujours sous la dépendance de ce système et qu'en dernière analyse c'est également par le système nerveux que nous avons prise sur ses éléments aussi bien que sur elle.

II

Les causes pathogéniques n'agissent que par l'intermédiaire du système nerveux; c'est lui qui permet le développement de la maladie, c'est lui qui en fait la localisation. On peut se convaincre qu'il en est réellement ainsi non seulement si l'on analyse l'action d'un traumatisme mais encore en cherchant à se rendre compte du mode d'action des autres agents morbifique, virus, poisons, etc.

Cl. Bernard distingue trois temps dans l'action d'un agent toxique : une période d'absorption au point d'application, de pénétration pourrions-nous dire; une période de transport; enfin une phase d'absorption interne durant laquelle la substance devient réellement efficiente (1). C'est ce que nous voyons tous les jours quand nous injectons dans le tissu cellulaire hypodermique un agent médicamenteux qui ne produit les effets attendus

(1). Cl. Bernard. — *Revue scientifique*, 1875, p. 918.

qu'après un temps suffisant pour que la circulation l'ait amené au contact des éléments anatomiques qu'il doit impressionner. Ces éléments anatomiques sont toujours une portion quelconque du système nerveux. Les agents qui atteignent le sang et s'attaquent à sa composition, à ses propriétés, l'acide carbonique même et les gaz irrespirables n'ont d'action efficace qu'en rendant le liquide nourricier inapte à permettre le libre jeu de l'innervation. Je n'en veux pour preuve que cette expérience dans laquelle notre grand physiologiste voit tomber, foudroyé par l'asphyxie, un moineau qu'il introduit subitement dans une atmosphère confinée où continue à vivre un autre oiseau graduellement soumis à cette intoxication.

Par conséquent, lors même que pénétre dans le sang une substance nuisible, la maladie n'existe pas; elle ne commence pas avec la première impression de l'agent morbifique mais seulement lorsque celui-ci a atteint le système nerveux et l'a dévié de son fonctionnement normal.

Car il peut se faire que l'organisme, par une réaction première suffisante ou par une prompte élimination, annule l'effet et mette obstacle au développement de la lésion. Voilà pourquoi tout traumatisme n'est pas suivi d'inflammation, tout refroidissement n'amène pas une maladie, toute inoculation virulente n'entraîne pas le résultat habituel.

S'il en est ainsi pour les agents pathogéniques qui atteignent l'organisme en pénétrant d'abord dans le sang, la chose est bien plus évidente quand il s'agit de ceux qui influencent primitivement et exclusivement l'innervation.

C'est à ce point que nous pourrions énoncer cet aphorisme : sans le système nerveux pas de maladie ! La preuve absolue de cette assertion est difficile à fournir : il faudrait pour cela, connaître la pathologie de tous les êtres vivants, les plus infimes comme les plus élevés dans l'organisation.

Mais d'une part, nous savons que les animaux inférieurs, chez lesquels le système nerveux est nul ou rudimentaire, résistent à des causes de destruction contre lesquels les animaux supérieures ne peuvent se défendre ; de l'autre, nous possédons des faits qui tendent à prouver plus le système nerveux est développé, plus les maladies sont graves et fréquentes ; lorsque, au contraire, l'innervation est d'une moindre délicatesse les affections sont plus rares.

« A mesure qu'on s'élève dans l'échelle animale on « voit le système nerveux se développer de plus en plus, « et l'on constate en même temps, que les maladies de- « viennent plus fréquentes, qu'elles se manifestent sous

« des formes plus variées et sont d'une nature infini-
« ment plus compliquée. Il n'y a pas à s'étonner de « cette coïncidence puisque tous nos organes, dans leurs « manifestations vitales, normales ou pathologiques, « dépendent du système nerveux » (1).

Écoutons G. Sée ! « Les animaux nous montrent, par « de fréquents exemples, ce que l'inégal développement « du système nerveux apporte de différence à la viva- « cité des impressions... Un animal à jeun, pour ressen- « tir les effets de certains poisons, exige une dose dou- « ble de celle qu'il faudrait administrer au même animal « en état de digestion. A quoi tient cette différence ? « Est-ce à l'absorption ? Évidemment non ; car tout le « monde sait qu'elle est plus active à jeun et devrait, « par conséquent, agir dans un sens précisément in- « verse. Mais c'est que l'animal à jeun descend, en « quelque sorte, d'un degré dans l'échelle des êtres et « présente à l'action toxique une susceptibilité notable- « ment amoindre. » (2).

Après la section des nerfs sensitifs, l'injection de sable dans les artères d'un membre donne lieu à la gangrène par anémie, mais sans accident inflammatoire, c'est-à-dire produit l'effet matériel sans la réaction de l'organisme, sans la généralisation de l'état morbide qui

(1). Cl. Bernard. *Pathologie expérimentale* p. 13.
(2). G. Sée. *Etudes de pathologie expérimentale*, p. 12, et Cl. Bernard, *loco citato*, p. 26 et 27.

seule mérite le nom de maladie, d'après Cl. Bernard. « Lorsque, dit le même auteur, un cheval se blesse en « marchant sur une pierre aiguë, si vous coupez le nerf « sensitif qui se rend au pied blessé, vous ne verrez se « produire aucun des phénomènes généraux qui résul- « tent ordinairement de cette plaie ; il n'y aura ni dou- « leur, ni fièvre, ni symptômes de réaction (1).

N'est-ce pas, à l'aide d'un mécanisme analogue qu'on est parvenu à guérir, chez l'homme, par l'élongation ou la résection des nerfs, divers troubles, non seulement sensitifs ou moteurs, mais encore trophiques, l'éléphantiasis, par exemple ?

Ordinairement nous mettons en œuvre des moyens plus doux mais qui consistent toujours à diminuer la sensibilité d'une partie en abaissant son innervation.

Jaccoud après avoir ponctionné les kystes hydatiques du foie, parvient à s'opposer au développement de la péritonite en faisant, sur la région, des applications de glace et des injections de morphine. Dès les premiers signes de douleur qu'il recherche attentivement pour reconnaître la menace ou même le début d'une péritonite, Behier fait avec succès des applications glacées sur l'abdomen des nouvelles accouchées. Peter, en pareil cas, emploie les émissions sanguines locales suivies

(1) Cl. Bernard. *Loco citato*, p. 95 et p. 226.

de cataplasmes et d'injections narcotiques. En somme, c'est toujours par le même mécanisme qu'agissent ces moyens ; ils diminuent la sensibilité qui occasionne la fluxion, mère de l'inflammation. Allons plus loin dans l'explication de ce mécanisme ; les applications froides diminuent non seulement la sensibilité mais encore la susceptibilité de l'innervation en rapprochant l'état de la région de celui d'un animal à sang froid. Cl. Bernard que je ne saurais trop citer, a montré en effet qu'on pouvait rendre un animal supérieur moins sensible aux causes pathogéniques en le refroidissant méthodiquement, c'est-à-dire en le rapprochant des conditions propres aux animaux inférieurs. (1) Nous trouvons là l'explication des bienfaits de l'eau froide en chirurgie.

Nous venons de voir quelle est la délicatesse du pé-

(1) Il est vrai que Pasteur a pu inoculer le charbon à des poules en refroidissant ces animaux qui, dans leur état ordinaire, sont réfrataires à la maladie. Mais le charbon est une affection générale, la seule peut-être, dont l'origine parasitaire semble prouvée. Or je ne peux m'empêcher de faire remarquer que les animaux inférieurs, à système nerveux rudimentaire qui, comme je le dis ci-dessus, semblent ne pas offrir de maladies physiologiques (si je peux unir ces deux mots) sont précisément la proie des parasites et deviennent très sensibles à leur action. L'illustre Pasteur l'a prouvé pour les vers à soie. Refroidir les poules de quelques degrés, c'est livrer à l'organisme parasite un milieu convenable à sa pullulation, un milieu passif, sans défense... C'est là, pour nous, la meilleure preuve de l'utilité de la fièvre, dans certains cas... Ce n'est point une expérience contraire à celle de Cl. Bernard, mais une preuve que les altérations parasitaires agissent, sur l'économie tout autrement que les causes pathogéniques ordinaires.

ritoine chez l'homme ; délicatesse telle que les moindres opérations qui l'atteignent sont d'une excessive gravité et que leur succès fait la gloire de la chirurgie contemporaine. Eh bien voici, ce que dit Gubler : « La race « noire est remarquable par un fait signalé par les « voyageurs. C'est une grande tolérance vis-à-vis des « blessures de l'abdomen ; tellement qu'il y a une « habitude, au milieu de ces régions, en Afrique, c'est « de s'ouvrir le ventre en présence du peuple et de « guérir pour faire croire qu'on est un bonze, un « marabout, qu'on est inspiré, marqué du doigt divin. « Il suffit d'oser ; tous ceux qui osent guérissent. » (1) Pourquoi cette innocuité? Parce que le noir, grâce à l'ensemble de ses conditions mésologiques, ne possède qu'une sensibilité moins parfaite et, conséquemment, une moindre suceptibilité du système nerveux. Ne voyons-nous pas, dans la race blanche, des différences analogues entre l'habitant de villes et le campagnard ? L'innervation n'est-elle pas moins susceptible chez celui-ci que chez celui-là et ne nous rend-elle pas compte, en partie du moins, de la plus grande résistance du premier aux suites du traumatisme ? Cl. Bernard signale les mêmes différences entre les chiens, les chevaux ; un animal de race, une bête de sang, comme

(1) Gubler. *Cours de thérapeutique*, p. 560.

on dit, éprouvera des phénomènes graves ou même mortels à la suite d'une opération insignifiante tandis qu'un animal ordinaire conservera l'état normal de ses fonctions malgré une lésion considérable. Ces caractères qu'en langage vulgaire on attribue au sang, c'est au système nerveux, dit-il, à son irritabilité, à sa délicatesse qu'il faut les rapporter.

La susceptibilité des parties de notre corps à s'enflammer est en raison de leur sensibilité, c'est-à-dire de la richesse de leur innervation, et c'est pour cela que l'on recommande de pratiquer les injections hypodermiques dans les régions les moins sensibles, afin de diminuer les chances d'inflammations et d'abcès.

Enregistrons cette phrase par laquelle le docteur Arnozan termine sa thèse pour l'agrégation : « Les « lésions trophiques aussi bien chez l'animal que chez « l'homme, semblent se montrer dans un organe ou « tissu en proportion directe des propriétés sensitives « ou motrices qu'il présente »(1).

En un mot, plus le système nerveux, appareil de perfectionnement animal se développe, plus il devient sensible et irritable, c'est-à-dire plus, sous l'influence d'une même cause, il portera haut et loin sa réponse. Tel traumatisme, qui chez un animal inférieur ne fera

1 Arnozan. — *Des troubles trophiques.* Thèse d'agrégation, 1879.

que provoquer une réaction salutaire, déterminera chez un être supérieur, une réaction dépassant les limites voulues.

Car, je le répète, le trouble morbide n'est autre chose qu'un acte physiologique se faisant anormalement.

Pourquoi, dira-t-on, ce système nerveux n'emploi-t-il pas sa perfection à réagir convenablement? Je n'en sais rien, répondrai-je; je me borne à constater le fait, et j'ajoute que l'exquise sensibilité n'est pas une preuve de force, mais de faiblesse; elle entraîne ce que l'on appelle la faiblesse irritable, une grande susceptibilité et, au physique comme au moral, l'homme susceptible, n'est pas assurément l'homme fort! Peut-être aussi, les fonctions supérieures de l'innervation détournent-t-elles, à leur profit, la force nerveuse et réunissent-t-elles cette extrême sensibibilité, qui, en revanche, est nuisible au bon accomplissement des fonctions végétatives. Cl. Bernard n'a-t-il pas signalé une sorte d'antagonisme, de balancement entre les fonctions animales et organiques? De même qu'un instrument de physique est d'autant plus délicat qu'il est plus compliqué, de même notre système nerveux, infiniment plus compliqué que celui de la bête, est devenu simultanément beaucoup plus susceptible, et à toutes les causes pathologiques ordinaires, il joint celles qui viennent de l'intelligence elle-même, de son exercice excessif ou inconséquent : travaux, passions, chagrins, excès. L'intelligence ne se développerait-elle pas au détriment de cet instinct que reconnaissait Malgaigne ?

L'influence du système nerveux est telle, que la blessure d'une de ses parties peut déterminer une maladie plus grave que ne le ferait la lésion du viscère, même qu'elle animait. « Si l'on enlève simultanément « les deux reins chez un animal, il doit nécessairement « mourir et, si on se contente d'en enlever un seul, il « continue à vivre. Mais, au lieu d'enlever le rein, si « l'on se borne à en couper les nerfs, on voit bientôt « mourir le sujet de cette expérience. » (1)

Pour mieux apprécier ce rôle important du système nerveux relativement à la production des maladies, examinons succinctement, le mode d'action des principales causes morbifiques : prédisposition, diathèse hérédité, contagion.

A la tête des causes individuelles, nous trouvons la prédisposition.

Lorsque plusieurs personnes se trouvent exposées à une influence pathogéniqne, au paludisme, par exemple, ou à un simple refroidissement, toutes ne seront pas malades, et toutes celles que frappera la ma-

1 Cl. Bernard. *Pathologie expérimentale*, p. 20.

ladie ne seront pas simultanément affectées ; il faut donc reconnaître que la cause occasionnelle, extérieure a besoin, pour exercer son influence, de trouver des organismes dans une situation particulière. C'est cette situation de l'économie, que l'on appelle prédisposition. La même raison nous donne l'explication de ce fait que, chez les individus devenus malades par l'effet d'une cause identique, on rencontre des affections diverses, des formes et des localisations variées.

Mais cette prédisposition, qu'est-elle ? G. Sée nous le dira. « Pourquoi, une cause morbide étant donnée, est-« ce tel organe qui va s'affecter et non pas tel autre ? « Écoutons la physiologie. Voici un animal qui meurt « d'inanition ; à l'autopsie on trouve tantôt une pneu-« monie, tantôt une pleurésie, tantôt une entérite. Évi-« demment cela n'est pas fait au hasard ; il fallait qu'il « y eut là prédisposition. Nous allons la créer en coupant « le grand sympathique avant de soumettre l'animal à « l'inanition. Le résultat immédiat sera une simple di-« latation vasculaire. Tant que l'animal sera bien nourri « les choses en resteront là ; mais sitôt qu'il sera mis à « la diète nous verrons éclater une violente inflamma-« tion dans le point ainsi constitué en état d'imminence « morbide... Ainsi la prédisposition, cet état intermé-« diaire qui n'est pas encore la maladie, mais qui n'est « déjà plus la santé parfaite, gît dans une modification

« du sytème nerveux dont l'expérimentation nous rend « compte jusqu'à un certain point » (1).

Il est donc facile de comprendre que la prédisposition puisse être variable suivant de nombreuses conditions soit passagères, soit permanentes. Veuillez remarquer, que cette expérience n'est point en contradiction avec celle que je citais naguère et dans laquelle la section d'un nerf entravait le développement d'une maladie: dans ce cas il s'agissait d'un nerf de sensibilité ; dans celui-ci il s'agit d'un nerf splanchnique ; là c'était une lésion locale ne pouvant donner lieu à une réaction générale, ici c'est un état général se localisant grâce à un défaut partiel de l'innervation qui, soustraite à l'influence et aux secours du gouvernement central, constitue le point faible de l'organisme.

La diathèse est encore une de ces causes internes qui démontrent l'influence incontestable du système nerveux. Je dis une cause, bien que certains auteurs y aient vu une maladie, trouvant étrange qu'une cause puisse rester silencieuse au sein de l'organisme durant 30, 50, 90 ans! En réalité le mot est plus précis que toutes les définitions: la diathèse est moins que la maladie, plus que la prédisposition ; c'est la disposition de l'économie à créer spontanément et de toutes pièces une affection déterminée. Cet état de l'organisme est attribuable à

(1) G. Sée : *Loco citato*. p. 13 ; et Cl. Bernard : *Loco citato*. p. 31.

une modalité spéciale du système nerveux et parce qu'il est, le plus habituellement, d'origine héréditaire.

Or, qu'est-ce que l'hérédité, cette autre grande cause morbifique ? C'est la reproduction dans l'individu créé, la manière d'être de ses deux facteurs. Tous les jours on voit des enfants présenter avec leurs parents des ressemblances physiques, morales et intellectuelles très caractérisées et cela est si commun que nul ne songe à s'en étonner. Eh bien, il en est de même des ressemblances pathologiques ou des dispositions morbides. Hippocrate disait que la semence vient de toutes les parties du corps et, par conséquent, elle vient saine des parties saines et malade des parties malades : pris au propre l'aphorisme est faux ; mais quelle inexactitude si nous le voyons tel qu'il est, une métaphore ! Le spermatozoïde et l'ovule ne sont-ils pas en raccourci, l'image de l'être dont ils proviennent? Ne sont-ils pas, chacun simple cellule, une réduction de ce système nerveux central de l'économie où se trouvait, comme j'ai cherché à le faire comprendre, la représentaton réduite de l'organisme entier? Et puisque dans ces germes règne la force vitale ou nerveuse, l'influx directeur qui va gouverner l'évolution de ces deux germes fondus en une seule cellule, comment s'étonner que cette émanation de deux systèmes nerveux reproduisent un organisme ressemblant aux générateurs ? Aussi trouverons-nous, chez l'enfant, des dispositions analogues à celles que possédaient ses parents, qu'ils possédaient même passagèrement ; de telle sorte que ce fils d'alcoolique prédisposé à la folie ou à l'épilepsie, n'est que le cliché, la reproduction permanente de l'état où se trouvait son père lorsque s'est opérée la conception ! La physiologie expérimentale a éclairé cette question de l'hérédité et s'est prononcé dans le sens que j'indique. Brown-Séquard ayant lesé le corps restiforme chez des cobayes a vu le pavillon de l'oreille correspondant tomber en sphacèle; mais en outre il a observé que les petits de ces cobayes naissaient avec une échancrure au pavillon, absolument comme s'ils avaient subi eux-mêmes la lésion pédonculaire. Le même expérimentateur, en sectionnant un ou les deux nerfs sciatiques, chez ces animaux, produit une véritable épilepsie, transmisible héréditairement. (1).

Nous savons que l'âge, le sexe, le tempérament créent des aptitudes morbides spéciales. Or ce sont les appareils ou les organes qui fonctionment le plus, qui se développent plus spécialement qu'atteindra de préférence la maladie, c'est-à-dire ceux sur lesquels se concentre l'activité nerveuse, car dans ces organes qui fonctionnent énergiquement la circulation est plus

1) Voir *Bull. acad. sciences*, 13 et 20 mars 1882.

active, l'irrigation sanguine plus riche et Cl. Bernard a montré que l'accroissement de l'activité circulatoire dans une partie augmente la sensibilité de cette partie en exaltant l'excitabilité des nerfs qui s'y trouvent. La clinique et l'expérimentation sont d'accord !

Je terminerai cette brève revue des causes individuelles en signalant l'influence incontestable que l'état du moral exerce sur le développement non pas seulement des maladies cérébrales mais des affections de toutes sortes. C'est quand on est déprimé par la tristesse, l'ennui, la nostalgie qu'on est le plus exposé à contracter une maladie et il n'est personne qui n'ait constaté le dérangement subit qu'imprime à l'acte digestif une contrariété passagère. Ce dernier phénomène se rencontre surtout chez les sujets possédant une vive susceptibilité et montre ainsi, une fois de plus, l'influence de la sensibilité nerveuse.

Parmi les conditions extérieures qui provoquent l'acte pathologique, la plus intéressante à étudier est assurément la transmissibilité.

De même que nous avons vu deux sortes de causes morbifiques, lès unes pénétrant par le sang, les autres agissant dès l'abord sur l'innervation, nous avons aussi deux modes de transmission des maladies. L'un de ces deux modes a reçu le non d'imitation.

Avant de propager des maladies, l'imitation donne

lieu à des actes physiologiques ; n'est-ce pas sur ce fait qu'est basée l'éducation humaine et la mode, qui étend son domaine jusque sur les doctrines médicales, a-t-elle une autre raison d'être ? Mettez, pendant un certain temps, deux personnes en présence et vous verrez l'une d'elles prendre les gestes, les expressions, les intonations de l'autre. Habituellement c'est la moins intelligente des deux qui subit cette influence, en plus grande proportion, du moins; comme on l'a dit, l'exemple vient d'en haut ! C'est que l'imitation tient de l'instinct et que celui-ci domine d'autant plus que l'intelligence est plus faible (1).

Cette imitation se rencontre pour tous les actes de la vie humaine, le rire, les pleurs, le baillement, les efforts, la miçtion (même simulés) se propagent soit par l'ouie, soit par lu vue.

Ces phénomènes sont universels et l'on sait que certains animaux ont l'instinct de l'imitation développé au plus haut degré. La physiologie comparée nous fournit d'autres faits.

Dans une étable où sont réunies plusieurs vaches en état de gestation, l'une d'elles vient-elle à mettre bas,

(1) Voir dans la *Revue scientifique*, 12 juin 1880, somnambulisme provoqué, l'action qu'exerce le sommeil hypnotique sur l'imitation. Les anciens avaient cru remarquer que nous subissons davantage pendant la nuit l'action des causes morbifiques miasmatiques.

on voit parfois les autres en faire autant ou avorter ; le tic de secouer la tête qui atteint un cheval peut se communiquer à tous ses compagnons d'écurie, etc.

Si, revenant à l'espèce humaine, nous passons de la physiologie à la pathologie, nous voyons des faits analogues. Les femmes qui assistent à un accouchement ont des contractions utérines et quelquefois des sages-femmes grosses ont senti le travail commencer, chez elles, dans cette circonstance. La nausée, le vomissement, la dyspnée, la toux difficile nous portent à faire effort avec le malade ; nous souffrons avec lui, comme l'exprime le mot sympathie : « la vue des angoisses d'aultruy m'angoisse », dit Montaigne. Enfin, les livres de pathologie générale, l'histoire des maladies nerveuses, les aliénistes nous citent de nombreux exemples de transmission morbide par imitation.

Hystérie, épilepsie, contracture des extrémités, convulsionnarisme, folie et suicide peuvent se propager de cette façon, comme Calmeil et bien d'autres l'ont observé. Même remarque au sujet de la criminalité ; Legrand du Saulle s'unit à Bouchut pour le reconnaître et blâmer la publicité que les journaux donnent aux crimes, exerçant ainsi sur les intelligences faibles une sinistre influence !

Que la prédisposition soit nécessaire dans ces cas, c'est incontestable ; mais n'en est-il pas ainsi pour que toute cause morbide efficiente? La prédisposition aidant, l'effet de l'imitation va plus loin : de même que le bruit d'un filet d'eau tombant dans une cuvette a suffi pour provoquer la miction, de même tel symptôme simulé d'une névrose a pu donner lieu à l'explosion de celle-ci. Brown-Sequard possède l'étrange propriété d'imiter le cri initial de l'épilepsie : ce professeur a dû renoncer à le faire entendre dans ses cours, parce qu'il lui est arrivé de faire naître, parmi les assistants, l'attaque du mal comitial.

L'imitation peut encore engendrer l'image d'une maladie virulente ; de là les hydrophobies nerveuses, non rabiques, à la suite de la morsure d'un chien sain ! Et la coqueluche se transmet-elle seulement par virulence ? Nous ne trouvons nulle part, dans la nature, de catégories tranchées ; les divisions que nous faisons pour la commodité de l'étude se fondent, en réalité, par des nuances à peine saisissables.

Ceci m'amène à parler du second mode de transmission : la contagion. Nombreuses sont les hypothèses émises pour en rendre compte. Un jour Trousseau, voulant faire ressortir l'analogie qui existe entre le temps nécessaire à l'action d'un virus et celui indispensable à l'éclosion des œufs, Trousseau prononça les mots d'incubation, de germe. Il n'en fallut pas davantage pour mettre sur la voie d'une théorie qui attribue des germes véritables à toutes les maladies contagieuses, qui en fait des altérations parasitaires. L'heure n'est pas venue de discuter cette opinion qui renaît de ses cendres patronnée par un illustre savant, mais nullement prouvée malgré l'engouement qui saisit la génération médicale actuelle, *adhuc sub judice lis est...* Le juge est l'avenir. En attendant sa décision, mettons-nous en garde contre les entraînements enthousiastes. Chauveau rechercha les agents de la contagion et le trouva dans les granulations moléculaires que lui montra n'importe quel liquide virulent dépouillé, par des filtrations successives, de tous ses éléments anatomiques. Toutes ces granulations se ressemblent et ne permettent pas de distinguer celle qui appartient à telle maladie de celle qui engendrera telle autre; mais, comme le fait remarquer ce savant, dans une collection d'ovules de mammifères, pourrez-vous mieux reconnaître celui qui est destiné à reproduire le roi de la création?

Au fond quelle différence trouvons-nous entre la contagion proprement dite et l'imitation? Aucune. Dans un cas comme dans l'autre, il y a émission de la part d'un organisme et réception de la part d'un second organisme; ici c'est une granulation moléculaire, produit de l'économie vivante et agissante, là c'est un acte pathologique différent, mais un acte toujours. Chez l'individu récepteur, l'incitation provoque tantôt un mouvement purement trophique, tantôt un mouvement ressortissant davantage de la vie de relation.

Cette incitation arrive au système nerveux dans un cas par les sens, dans l'autre par le sang. L'incubation n'appartient pas exclusivement à la contagion virulente, puisque l'effet ne suit jamais instantanément l'action de la cause ; ces maladies transmises par imitation, ont parfois une incubation plus longue que celles de certaines maladies virulentes.

Enfin, de même que nous avons vu Brown-Sequard, provoquer par l'imitation, une épilepsie qu'il n'a pas, n'a-t-on pas constaté des cas de typhus, transmis par des fameliques nullement typhisés ? (1)

Tout nous engage donc à rapprocher des faits de même ordre, et à ne pas supposer, obéissant à des idées préconçues, un mécanisme absolument différent pour chaque mode de transmission. Nous ne savons pas plus comment s'opère la contagion de l'épilepsie que celle de toute maladie transmissible ; l'émanation nerveuse, l'ondulation, sont des hypothèses aussi gratuites que le virus : ce ne sont là, que des mots indiquant, plus brièvement qu'une périphrase, ce que nous croyons, non ce qui existe réellement ; et, pour employer un terme usité à propos de la contagion, je

(1) Guillemin. — Origine et propagation du typhus. — Paris, 1872.

croirais volontiers, que celle-ci n'est jamais qu'une catalyse nerveuse. La transmissibilité des maladies appartient tout entière à l'innervation; elle est due à l'insuffisance de force du système nerveux. Aussi, est-ce surtout dans l'étiologie de ces affections, que l'on constate l'énorme influence de l'intelligence et du moral! Les personnes instruites, courageuses, peu émotionnables, non déprimées, résistent bien à l'imitation, et résistent toujours mieux que les autres à la contagion proprement dite. En un mot, l'imitation involontaire des actes organiques et animaux, est le fond de notre nature. Cette remarque est si exacte qu'elle a constitué la base de la grande doctrine du tranformisme ou de la métamorphose graduelle : l'être se modifie dans la série des siècles, par la mémoire et l'imitation instinctives des actes organiques de ses ancêtres.

Je me laisse entraîner par la logique de mon raisonnement, loin des sentiers battus; je ne m'en repens pas, bien que ces vues puissent paraître excessives, étranges peut-être! Néanmoins, elles se trouvent, je crois, en harmonie avec les faits. Bien plus, grâce à elle, nous parviendrons à expliquer ces dissidences que les auteurs nous montrent à chaque instant, au sujet de la contagiosité des maladies. Que voyons-nous, en effet? Presque chaque affection a trouvé des partisans et des adversaires de sa contagiosité. Et, pour citer un exemple, la fièvre typhoïde, dont on a nié autrefois la transmissbilité, est aujourd'hui considérée comme ne pouvant jamais naître autrement! De nos jours encore, les meilleurs observateurs se divisent à propos de la contagiosité de la phthisie pulmonaire, et nous trouvons dans les deux camps, des noms également recommandables. Pourquoi? C'est qu'ils ont vu des cas différents; c'est que la contagiosité est une propriété surajoutée, comme le dit Fonssagrives, et contingente; c'est que la même maladie, suivant les conditions du sujet qui en souffre, et de ceux qui sont en contact avec lui, pourra être très ou peu ou n'être pas contagieux.

Ne serait-ce pas là un des motifs de l'intensité variable des épidémies, de l'extension ou de la diminution, pouvant aller jusqu'à leur disparition complète, de diverses pandemies?

Les mêmes raisons me rendent compte du développement spontané des maladies. Le mot spontané ne signifie pas qu'une affection se développe sans cause, ce serait absurbe: on discute la spontanéité au sujet des maladies contagieuses, virulentes, spécifiques : tandis qu'on admet parfaitement que l'organisme influencé par le froid peut donner naissance à cet état pathologique qui se traduit par les phénomènes du rhumatisme de la pneumonie, on lui dénie le pouvoir de créer le complexus symptomatique qui caractérise la fièvre typhoïde, par exemple, s'il n'a subi l'action du virus spécifique.

Toute affection de cette sorte ne saurait naître que d'une affection semblable ayant engendré le virus nécessaire, et si nous contestons qu'il en soit ainsi, on nous accule à la génération spontanée d'un virus, d'un germe pour les partisans de cette manière de voir.

Remarquez que ce raisonnement est vicieux au plus haut point. Il ne s'agit pas de la création spontanée d'un germe, bien que le dernier mot n'ait peut-être pas été dit à ce sujet (1) ; il s'agit de nous demander si cet organisme vivant, si ce puissant État, constitué par d'innombrables cellules variables dans leur activité, et gouverné par le système nerveux présent partout pour centraliser ces activités, si cet État dans lequel se forment à chaque instant de nouvelles cellules ne pourra créer une granulation moléculaire différant, par ses propriétés, des cellules normales. Eh bien, ce fait si simple, ne le voyons-nous pas se produire tous les jours ? Qu'est-ce que le tubercule, qu'est-ce que le cancer, sinon un corpuscule tout différent des éléments

(1) Il ne serait pas impossible qu'il advint un jour à Pouchet, par un tour de roue de la fortune, ce qui arrive aujourd'hui à Raspail. Le « *multa renascuntur* » est toujours vrai ! Un profond penseur, Michelet, a dit : « La génération spontanée vaincra à la longue. » (*La Mer*).

anatomiques normaux, du moins au point de vue de ses propriétés, de son action sur l'organisme générateur et peut-être aussi sur d'autres ? Et puisque je parlais tout à l'heure de contagion, le cancer, dans sa généralisation chez le sujet qu'il atteint ne nous offre-t-il pas l'exemple d'une sorte de contagion individuelle, l'organisme qui a commencé à faire des cellules cancéreuses devenant de plus en plus apte à en créer, tout comme après une première attaque d'épilepsie, il devient de plus en plus susceptible d'en éprouver de nouvelles ? Toujours la gradation dans la nature !

Si les maladies virulentes ne naissaient jamais de cette manière, comment se serait donc produit le premier cas ? C'est alors qu'il faudrait admettre la génération spontanée, éventuelle d'une germe, production éventuelle bien plus inexplicable que la création d'une cellule par un organisme dont la vie se passe à engendrer des cellules analogues.

Je sais qu'on nous objectera la syphilis ! Citez, nous dira-t-on, un cas spontané de syphilis, de cette maladie à virus absolument fixe. Le bouffon L'Angely répondrait : Montaigne eut dit : « Que sais-je », et Rabelais : « peut-être ! »

On comprend combien il serait difficile, avec nos mœurs, de contrôler un fait aussi exceptionnel. Mais ne peut-il exister des degrés dans la spontanéité des maladies comme dans leur contagiosité? N'y a-t-il pas des cas de rage, morve, vaccine spontanés chez les animaux (1), nous expliquant qu'il puisse y avoir, chez l'homme ou chez l'enfant, des varioles, rougeoles, scarlatines d'emblée? Le fait est prouvé pour le typhus (2); ce qu'on est convenu d'appeler l'état typhoïde ne mène-t-il pas insensiblement à la fièvre typhoïde véritable? Le choléra sporadique ne serait-il pas le choléra indien moins la contagiosité et avec la spontanéité plus évidente? Je le dis encore, la nature ne tranche pas ses catégories, elle n'obéit pas à nos divisions.

Cl. Bernard se demande pourquoi certaines conditions physiologiques capables de donner naissance à des poisons virulents ne se reproduiraient pas chez les animaux; il fait remarquer qu'on rencontre dans la nature des créatures normalement venimeuses, que le principe virulent de l'hydrophobie n'existe pas tout formé dans le sang, puisque la transfusion ne communique pas la rage du chien malade au chien sain, le virus rabique se trouvant dans la salive de l'animal: à ce point de vue, dit-il, le chien enragé ressemble au crotale ou à la vipère. Enfin, d'après le même auteur, « le sang peut acquérir des propriétés toxiques d'une

(1) Leblanc, *Archives générales de médecine*. Avril 1880.

(2) Guillemin. *Loco citat.*

« manière en quelque sorte spontanée par suite des « modifications chimiques qu'il subit après avoir cessé « de vivre. Mais on peut arriver au même résultat « sans exposer ce liquide au contact de l'air. Si vous « injectez directement dans les vaisseaux d'un sujet « bien portant, le sang d'un animal soumis à une abs- « tinence prolongée, le sujet de cette expérience « éprouve le même genre d'empoisonnement putride « que nous venons de décrire, et cependant aucune al- « tération chimique ne s'est développée extérieure- « ment au contact de l'air dans ce cas particulier.

Voilà donc produite expérimentalement une maladie spontanée et contagieuse à la fois. C'est exactement ce qu'on a signalé pour les affections typhiques. Les dires de l'observation clinique sont donc confirmés par l'expérimentation !

Comme pour confirmer les prévisions de Cl. Bernard, voici qu'aujourd'hui les découvertes de Semmi, Gautier, Brouardel et Boutmy ouvrent à la médecine de nouveaux horizons ! L'animal vivant engendre des alcaloïdes d'une toxicité fabuleuse ; des alcaloïdes analogues et plus actifs encore, s'il est possible, prennent naissance dans les phénomènes de la putréfaction ! L'innocuité ordinaire des premiers provient de ce que l'élimination qui a lieu par les émonctoires ne les laisse jamais dans l'organisme qu'en proportion fort restreinte;

que cette élimination vienne à diminuer ou que la production s'accroisse sans que les émonctoires puissent la contrebalencer et des phénomènes morbides surviendront. On peut encore admettre que des ptomaïnes analogues à celles de l'état normal, mais non tout-à-fait identiques, étant aux alcaloïdes normaux de l'animal vivant ce que l'apomorphine est à la morphine, c'est-à-dire des isomères, des dérivés, se forment dans l'état morbide, alcaloïdes intermédiaires à ceux de la vie normale et à ceux de la putréfaction, permettant de prendre à la lettre l'énergique expression employée autrefois de « fièvres putrides », car il semble que le patient se putréfie avant sa mort ! Ne trouverions-nous pas là l'explication de ce fait incontestable pour tout médecin, que le surmenage amène, en dehors, de toute propagation, je ne dirai pas la fièvre typhoïde, mais l'état typhoïde ? N'est-ce point par la même raison que nous voyons naître cette physionomie uniforme de l'état typhoïde au cours de n'importe quelle affection frappant des individus affaiblis : cela n'a pas lieu seulement dans le « typhus » terme générique qui exprimait autrefois cette frappante ressemblance, mais aussi dans la pneumonie, la tuberculose aiguë, l'endocardite infectieuse, etc.

Faisons un pas de plus et, au lieu du corpuscule virulent de Chauveau, demandons-nous si une molécule de ces alcaloïdes morbides, mise au contact d'un organisme prédisposé et dans les conditions de réceptivité physique et morale que je viens d'indiquer, ne pourra point agir comme agent vraiment catalytique, et provoquer, grâce à cette tendance à l'irritation des actes organiques que possède le système nerveux, la production de ptomaïnes semblables.

Demandons-nous si cet alcaloïde atténué plus ou moins, par l'oxydation ou autrement, ne provoquera pas la formation d'une ptomaïne moins toxique et néanmoins suffisante pour mithridatiser l'économie contre ses analogues plus puissantes et plus dangereuses ; cette explication est aussi plausible que celle qui invoque l'atténuation de l'activité des microbes : le fait des vaccinations préservatrices de certaines maladies étant d'ailleurs indiscutable, quelque explication que l'on en veuille donner.

Je finis là cette étude des causes et de la pathogénie. En dehors de cette conception de l'étiologie, la maladie n'est plus qu'un être de raison venant s'abattre sur un sujet tout passif ; les phénomènes se passent en nous, mais sans nous et l'on ne s'explique plus les immense différences que présente le tableau de la même affection chez les divers individus qui en sont atteints, la prédomination, l'atténuation ou l'absence de certains symptômes. Car suivant le tempérament, la constitution, suivant les dispositions héréditaires, innées ou acquises, permanentes ou passagèrement produites par les innombrables modificateurs qui agissent sur nous, nous réagissons d'une manière excessivement variable sous l'impression d'une même insulte. En revanche cette cause unique qui atteint des organismes distincts et néanmoins semblables, construits sur le même modèle, donnera lieu à des déviations analogues dans le fonctionnement de ces organismes et nous verrons les malades, guidés par leur sytème nerveux qui réagit instinctivement, passer par des phases identiques, avoir besoin d'un temps approximativement égal pour guérir, ce qui a fait inventer le mot de maladies cycliques. A ce titre toute affection pourrait porter ce nom et, si l'expression est commode pour la brièveté du langage, elle n'est exacte qu'à la condition que nous appliquerons au fonctionnement de l'organisme l'épithète accolée à la maladie.

Nous allons nous en convaincre en étudiant la pathogénie des symptômes.

III.

Les affections qui nous frappent, pour employer l'expression métaphorique usuelle (il serait plus exact de dire les affections que nous faisons), débutent rarement d'emblée, au milieu de la plus parfaite santé; le plus souvent, au contraire, elles sont précédées de prodromes, et tantôt ces prodromes mènent graduellement à la maladie confirmée, tantôt celle-ci débute avec éclat pendant l'évolution même des signes avant-coureurs. Ouvrez un ouvrage de pathologie; n'est-il pas extraordinaire et décourageant pour l'étudiant, qu'au sujet de n'importe quelle affection, on lui signale toujours les mêmes phénomènes prodromiques? Malaise, courbature, brisement des membres, céphalalgie, insomnie, tristesse, abattement, troubles de l'ouïe et de la vue, inertie générale, sensibilité au froid, anorexie, difficulté de la digestion, voilà les signes indiqués, comme marquant, à peu près uniformément, le début de toute maladie. Pourquoi cela ? La généralisation de ces phénomènes précurseurs, leur multiplicité, leur variabilité chez les divers individus, où dans des moments rapprochés chez le même sujet, leur existence dans les affections les plus disparates, leur durée parfois éphémère, le disent clairement et concordent pour prouver que ce sont là des manifestations de l'activité nerveuse, atteinte la première et altérée dans son fonctionnement. Le frisson que l'on recherche toujours pour connaître le moment précis où le malaise a fait place à la maladie, le frisson qui indique l'émotion de l'économie entière, n'est autre chose qu'une « attaque de nerfs, » une convulsion générale caractérisée par la crispation de la peau, le resserrement des artères, le tremblement. Aussi voyons-nous chez les enfants surtout, l'éclosion des maladies se manifester par une attaque éclamptique, et je me rappelle avoir eu l'occasion de voir à l'hôpital maritime de Toulon, un vigoureux matelot, atteint de pneumonie, dont le début fut compliqué d'un accès épileptiforme qui avait fait envoyer cet homme à l'hôpital, comme atteint d'épilepsie, affection dont il fut toujours indemne. Enfin, si la convulsion n'est que le délire des muscles, nous ne serons pas étonné de compter le délire parmi les signes de début d'une maladie.

Dans l'ensembe morbide, tous les phénomènes qui ne proviennent pas directement, mécaniquement d'une lésion anatomique grossière dépendent du système nerveux. Il en est ainsi de ce qu'on nomme les syndromes ou groupes de signes tout aussi bien que des symptômes considérés isolément. Ce sont là des phénomènes qu'on appelait autrefois fonctionnels, aujourd'hui dynamiques ; le mot seul est changé. Ils dépendent immédiatement de l'innervation ; de là l'origine de ces variétés infinies, qui font de chaque cas clinique, une maladie nouvelle, pour ainsi dire, mais dont certains types, pris comme exemples, ont reçu les noms de formes franche, ataxique, adynamique, etc.

La forme franche est due à la juste pondération de toutes les fonctions, appelées à la lutte contre les effets de la cause morbifique ; le système nerveux a bien pu se laisser surprendre par cette cause, mais tous ses actes portent le cachet de la régularité, de l'énergie ; il lutte franchement pour revenir le plus directement possible à l'état normal. Cette forme est une mesure du bon état relatif de l'innervation ; aussi se rencontre-t-elle surtout chez les individus de constitution robuste, de tempérament sanguin, ce tempérament qu'on a regardé de tout temps comme le plus hygiénique, le mieux équilibré, et qui est tel, parce que l'innervation n'y prédomine pas outre mesure.

L'ataxie, dans les maladies, est précisément le contraire; elle est essentiellement caractérisée par l'incoordination. Comme le dit Chauffard, tout autant dans l'état pathologique, que dans l'état normal, il faut qu'il y ait « concordance, harmonie, convergence, « rapports réciproques d'évolutions entre les divers « actes de l'organisme; à ces seules conditions, les « réactions soulevées seront régulières, assurées dans « leur marche et aboutiront à leur fin. » Or, de même qu'il y a ataxie de locomotion, quand les mouvements nécessaires à la marche ne sont plus coordonnés, il y aura, d'une manière générale, ataxie dans une maladie, lorsque les diverses fonctions ne presenteront pas les phénomènes concordants, mais offriront au contraire des manifestations opposées. L'ataxie peut se montrer dans chaque appareil en particulier; c'est ainsi qu'il y a une ataxie de mouvement, de la sensibilité, de l'intelligence, des ataxies respiratoires (asthme, faux-croup), digestives (régurgitations, dyspepsies), circulatoires (palpitations) : et toutes ces ataxies, ces incoordinations, c'est au système nerveux régulateur, qu'il faut en faire remonter la responsabilité.

C'est à lui, à sa défaillance imprévue, que nous attribuerons la malignité, revirement subit, qui rend immédiatement menaçante une maladie, dont l'évolution semblait se faire très régulièrement.

L'adynamie lui appartient encore. Une affection revêt la forme adynamique, lorsque l'organisme est impuissant à fournir les réactions convenables. Cette impuissance peut être absolue ou seulement relative, quand une circonstance empêche le système nerveux de mettre en évidence la force qu'il possède réellement. Aussi les anciens distinguaient-ils, depuis Barthez, les forces radicales et les forces agissantes, distinction, admise par Trousseau, Gubler, etc.

D'autres, trouvant l'expression surannée ou voulant être plus précis, ont remplacé ces termes par les expressions de force, de tension, force vive et force de dégagement (1), celle-ci, transformant la première en la seconde : c'est toujours la même chose, et cela prouve, une fois de plus, la justesse de ces vues anciennes !

Le docteur Burdel (2) prête son appui aux opinions que nous exprimons par la manière d'envisager la perniciosité, qui n'est, dit-il, que l'anévrosthénie (d'origine tellurique) du grand sympathique; état dans lequel, par suite de la perturbation spéciale qui frappe le système nerveux ganglionnaire, on voit les fonctions de la vie organique se troubler, s'anéantir, puis se re-

(1) Onimus. *Revue scientifique*, 1870, p. 173..

(2) Bulletins de l'Académie de Médecine, 6 avril 1880.

lever un peu par une sorte de réaction, et s'éteindre tout-à-fait, si l'on n'y apporte remède. D'une façon plus générale, la perniciosité est bien une anévrosthénie, mais l'origine peut n'en être pas tellurique, témoins les accès pernicieux, amenés par les maladies des voies biliaires ou urinaires.

Ataxie, malignité, perniciosité sont des expressions qui, comme le terme lui-même de maladie, n'auraient aucun sens si l'on ne savait qu'en adjoignant ces qualificatifs à l'affection on entend parler du malade, lequel a son existence propre, la maladie n'en ayant aucune puisqu'elle n'est qu'une opération de l'organisme, opération qui sera ataxique, maligne, pernicieuse, etc. Ce sont là, suivant l'expression adoptée à Montpellier. des « éléments morbides », c'est-à-dire les types des formes cliniques si variées et c'est le système nerveux qui, par les variétés de ses dispositions, constitue ces modalités pathologiques (1).

Nous pourrions de même passer en revue les appareils de l'économie et montrer que leurs principaux symptômes sont sous la dépendance de l'innervation. C'est ce que prouve la clinique confirmée par l'expérimentation chez les animaux.

Ainsi la fièvre n'est autre chose qu'une chaleur anor-

(1). Quissac. *De la doctrine des élémenss morbides.*

5

male : que cet excès de température provienne de l'exagération des combustions d'une mauvaise répartition de la chaleur produite ou encore de sa rétention, peu importe! L'innervation gouverne tous ces actes et la lésion de certaines parties du système nerveux a pu produire, chez les animaux, des élévations ou des abaissements de température analogues à ceux que les mouvements psychiques déterminent parfois chez l'homme. Aussi Cl. Bernard a-t-il cru devoir admettre l'existence de nerfs thermiques. La fièvre, autrefois considérée comme la preuve d'un accès de forces dans l'économie, n'est plus pour nombre d'auteurs qu'un signe d'anévrosthénie.

La physiologie expérimentale démontre aussi l'influence qu'exerce le système nerveux dans son ensemble et par ses diverses parties sur le chiffre, la force, la régularité des pulsations cardiaques, sur la dilatation ou le retrait des vaisseaux. Elle a pu reproduire, en s'attaquant à telle ou telle portion du système nerveux, plusieurs des symptômes que nous offre l'appareil respiratoire : dyspnée, asthme, etc. En clinique, la dyspnée est parfois un phénomène si peu mécanique qu'on la voit se manifester sans aucune lésion pulmonaire capable d'entraver l'hématose, témoin certaines urémies dyspnéiques et aussi ce fait que, dans des cas de broncho-pneumonie asphyxiante, toute difficulté de respiration disparaît et le moribond se trouve dans un état de bien-être alors précisément que, l'air ne pénétrant plus, la sensibilité de l'innervation est anéantie. Qui ne connaît, au moins de nom, la toux hystérique, la toux hépatique, la toux gastrique et vermineuse, celle de l'éruption dentaire, c'est-à-dire la convulsion expiratrice destinée à balayer les voies aériennes qui, pourtant, ne sont le siège d'aucun obstacle ?

Relativement aux fonctions digestives, je me bornerai à indiquer les diverses formes de dyspepsie qui ne s'expliquent que par l'existence d'un état spécial du système nerveux dont l'action sensitive, motrice ou secrétoire, est troublée, et ce cas curieux rapporté par Jaccoud (1), d'accès gastralgiques occasionnés par la rentrée d'un varicocèle. Il n'est pas, jusqu'à la suppression du pouvoir absorbant qui, signalé dans la manie aiguë, n'ait été reproduite expérimentalement par la galvanisation des nerfs (2).

On admet aujourd'hui des hémorrhagies par influence nerveuse (3). Dois-je insister sur les polyuries, glycosuries, albuminuries produites par la piqûre de divers points du quatrième ventricule et, dans l'ordre

(1) Jaccoud. *Pathologie interne*, t. 2, p. 295 (1e édit.).

(2) Cl. Bernard. *Loc cit.*, p. 29 et 286.

(3) Parrot. *Gaz. hebdomadaire*, janvier 1860. — Lancereaux : *Union médicale*, 6 mai 1880. — Faisans, Thèses de Paris, 1882.

clinique, sur les mêmes affections consécutives à des traumatismes du crâne ou à l'action de quelques médicaments? Rappellerai-je les recherches de Vulpian qui lui ont montré l'action de certaines substances, jaborandi, atropine, sur les sécrétions ne s'effectuant que par l'intermédiaire manifeste du système nerveux? Et comment n'en serait-il pas autrement puisque, les passions et les émotions peuvent produire les mêmes effets : diabète, polyurie, diarrhées émotionnels, salivation au simple souvenir des aliments préférés, etc.

Que dire, enfin, des troubles du système nerveux lui-même, intelligence, mouvements, sensibilité? Si les modifications circulatoires des centres nerveux sont pour quelque chose dans leur production, ces modifications ne dépendent-elles pas de l'innervation? Et la qualité des organes nerveux ne passe-t-elle pas bien avant une hypérémie ou une anémie qui peuvent ne rien produire, surtout si elles s'établissent lentement? Reconnaissons, avec Trousseau (1), que si la belladone, l'opium donnent lieu au délire ce ne peut être par le plus ou moins de sang qu'ils laissent arriver au cerveau mais par l'influence directe qu'ils exercent sur celui-ci car le délire provoqué par chacune des substances toxiques n'est pas le même pour toutes celles qui occasionnent l'hypérémie ou l'anémie.

(1) Trousseau. *Clinique médicale* t. i. p. 125.

Pour terminer montrons les suites des maladies se localisant dans les fonctions de l'innervation qu'elles atteignent parfois profondément. L'immunité que confère une première atteinte de certaines affections, celle qui suit l'influence progressive de divers poisons, végétaux ou animaux, ne sont-ce pas là des résultats dus à une modification nerveuse? C'est ce que Fonssagrives appelle le mithridatisme ; l'expression de typhisation à petites doses exprime, pour une maladie spéciale ce fait qui se rencontre aussi pour la fièvre typhoïde, la fièvre jaune et que Pasteur, qui le reconnaît, a mis hors de contestation en ce qui concerne une maladie des poules (1). A la suite de quelques affections ne voit-on pas les fonctions nerveuses rester les dernières levées alors que dans le cours de la maladie elles n'avaient pas le plus souvent paru touchées? Quelquefois leur trouble n'est que passager ; dans d'autres cas il est définitif, permanent. La folie, la paralysie, les anesthésies survenant pendant la convalescence ne sont pas des raretés telles que tout praticien n'en ait vu quelques exemples ; si l'anémie était, comme on l'a avancé, la seule cause de ces modifications fonctionnelles elles devraient cesser quand la convalescence se prononce, il n'en est pas toujours ainsi et trop souvent leur per-

(1) Bulletins de l'*Académie de médecine*, 1880, 28 septembre.

sistance nous indique que le système nerveux, dont l'action durant la maladie ne semblait pas évidente, était bien réellement en cause et que quelqu'une de ses parties est restée en souffrance. D'ailleurs l'anatomie pathologique y a décélé des altérations matérielles.

IV.

Nous venons d'examiner le rôle du système nerveux dans la production des symptômes dynamiques. J'ai déjà distingué de ces troubles ceux qu'on pourrait appeler anatomiques parce qu'ils dépendent immédiatement des lésions existantes. Les symptômes de cet ordre sont néanmoins liés à l'activité nerveuse et cela paraîtra évident si l'on réfléchit à ce fait que les lésions anatomiques sont précisément dues, troubles trophiphes, à des actes de l'innervation.

Mais ici se présente une question que nous devons vider avant d'aller plus loin. Dans un état morbide, existe-t-il toujours une lésion matérielle, même dès le début ? question fort discutée autrefois, faute de s'entendre sur les termes. Sans la matière, la vie ne saurait se manifester. Par conséquent, chaque fois que nous rencontrons une modification dynamique de l'organisme, et avant même que cette modification soit appréciable pour nous, il doit y avoir simultanément une altération du substratum. Le moindre trouble fonctionnel, fût-ce de l'intelligence, la moins matérielle de nos fonctions, doit s'accompagner d'une altération matérielle dans l'organe matériel de cette intelligence. Nous n'allons pas plus loin ! En franchissant cette limite, l'organisme fait fausse route. « On s'ima-« gine, a *priori*, dit Cl. Bernard, que dans le mécanisme « organique qui constitue la vie toutes les fois que la « mort arrive par l'effet du poison ou par toute autre « cause, il doit y avoir une lésion matérielle, visible, « une désorganisation tangible. On cherche avec ar-« deur le rouage cassé. Telle est la tendance actuelle « des études d'anatomie pathologique. Mais cette « science porte trop souvent à faux, même dans le « cas où elle constate des lésions, car dans un grand « nombre de cas, les lésions tangibles observées ne « sont que des lésions concomitantes dans lesquelles « on ne peut qu'artificiellement placer le mécanisme « de la mort. En effet, les causes de la mort ne lais-« sent le plus souvent aucune trace anatomique, puis-« que nous pouvons, par des artifices expérimentaux, « faire revenir à la vie un animal qui venait de suc-« comber à un empoisonnement. S'il y avait eu lésion « anatomique, elle eut été irréparable ; il n'y a eu que

« la lésion de fonction. Nous pouvons arrêter le balan-
« cier d'un mécanisme d'horlogerie et le faire marcher
« de nouveau, ce qui n'est plus possible si nous brisons
« le moindre ressort » (1).

Oui, le trouble du fonctionnement d'une seule cellule cérébrale est une altération matérielle, puisqu'il constitue une modalité (2) anormale d'un élément matériel; mais cette lésion est imperceptible à tous nos moyens d'investigation et surtout elle est curable, elle peut n'être que passagère. Par conséquent, dans la folie elle-même, il y a lésion matérielle; mais puisque le rêve nous donne des conceptions délirantes au moins aussi étranges, il y a également dans le rêve altération matérielle, et la folie, comme le rêve, comme le délire symptomatique, pouvant être transitoire, il s'ensuit que l'altération matérielle a disparu et que vouloir la chercher toujours et quand même à l'autopsie, c'est courir après une ombre. Il pourra donc nous arriver de ne rencontrer sur le cadavre aucune lésion susceptible de nous éclairer sur le mécanisme de la mort (3).

Le lésion qui a suspendu le cours de l'existence est

(1) Cl. Bernard. *Revue scientifique*, 1875, p. 1187.

(2) Trousseau se dit organiciste de cette manière. *Clinique médica* t. 2, p. 32.

(3) Cl. Bernard, *Pathologie expérimentale*, 113, 116, 119, 499, et *Revue scientifique*, 1875.

comparable à une sorte de polarisation anormale des éléments nerveux ; la mort par l'effet de l'étincelle électrique peut en donner une idée. Ainsi en est-il au début de toute maladie : cherchez même à l'aide du plus puissant microscope, la lésion d'une boussole affolée !

Ceci établi, voyons comment se produisent les lésions qui donnent lieu, à leur tour, à de nouveaux symptômes. Ici encore la clinique et l'expérimentation physiologique s'accordent pour nous les montrer engendrés par l'action nerveuse.

Troubles vasculaires : nous avons déjà eu l'occasion de dire quelle influence l'innervation vaso-motrice exerce sur la circulation. Est-il besoin de l'expérimentation pour s'en convaincre ? Cette subite rougeur que le jeune homme sent monter à ses joues, les battements précipités de son cœur en présence ou au seul souvenir de l'objet aimé, et la pâleur de ce visage en face d'une injure ne nous prouvent-ils pas qu'anémie ou fluxion le système nerveux, et le système nerveux seul a pu les provoquer ? Je dis fluxion et non congestion : ce dernier mot désigne un état tout passif, amené mécaniquement par des lésions primordiales qu'a engendrées, d'ailleurs, l'innervation. La fluxion est autre chose et, à vrai dire, elle appartient à la vie, non à la mort. L'autopsie nous montrera la congestion qu'a produite la fluxion, c'est-à-dire l'eflet qu'a amené la cause. Voilà pourquoi ce vieux mot de fluxion, trop délaissé, est plus précis que les synonymes qu'on lui a imposés, car il indique que ce mouvement vasculaire est un acte, un acte contre lequel nous avons des ressources : nous serions désarmés devant un fait! L'œdème n'est pas davantage un phénomène mécanique. Comme autrefois Lover, Ranvier lie la veine-cave inférieure chez des animaux et, à la suite de cette opération, il voit l'œdème des membres postérieurs, tantôt se produire et tantôt faire défaut ; mais, plus scrutateur que Lover, il sectionne le nerf sciatique d'un côté et jamais, en pareil cas, l'infiltration séreuse ne manque d'apparaître dans le membre correspondant. Combien de fois la clinique ne nous montre-t-elle pas des œdèmes sans obstruction vasculaire, ceux des névralgies, par exemple !

Pour abréger, je me bornerai à dire que toutes les altérations possibles, l'expérimentation physiologique a prouvé qu'une lésion du système nerveux pouvait les produire, et la clinique avait montré ces altérations dans certains cas de maladie, atteignant telle ou telle partie de ce système. C'est à ce point que Samuel a cru, dès lors, nécessaire d'admettre l'existence, non prouvée, de nerfs trophiques, de nerfs gouvernant la nutrition. Il n'en est pas besoin, pas plus que des nerfs thermiques acceptés par Cl. Bernard. Le nerf est un simple conducteur, comme le fil électrique qui transmet la parole, la chaleur, le mouvement, suivant les instruments auxquels aboutissent ses extrémités, il conduit le mouvement musculaire, ou trophique, ou sécretoire, suivant les fonctions des cellules centrales et périphériques avec lesquelles il est en communication ; avec cette seule différence qu'il transmet les autres mouvements par intervalles, tandis qu'il conduit constamment l'incitation trophique qui gouverne la vie des cellules et de l'individu.

C'est par suite de cette action directrice et des mutations qu'elle peut subir qu'on a vu dans les cas de maladies des agents nerveux, comme dans ceux de lésions faites à ces agents chez les animaux, des troubles nutritifs se produire un peu de toutes parts. A la peau, ce sont des éruptions, des sclérémes, des ecchymoses, des eschares, etc.; des transformations et dégénérescences dans les muscles ; des résorptions osseuses, des altérations viscérales. Les mouvements psychiques ont pu engendrer des effets analogues : on signale des urticaires, eczemas, purpuras provoqués par une émotion, et Dupuytren avait remarqué la fréquence des maladies cutanées en temps de révolution. « Il n'est aucune affection générique de la peau, dit

Arnozan, qui ne soit susceptible de se développer sous une influence nerveuse (1).

Remarquons qu'en dehors des maladies plus spécialement attribuées au système nerveux, c'est-à-dire où l'on rencontre des besoins caractéristiques du côté de la moelle et du cerveau; ces troubles trophiques de la peau, des articulations, des muqueuses, des viscères, ainsi que leurs troubles fonctionnels se rencontrent journellement comme manifestations des diathèses. Ajoutons que Pidoux d'abord, Combal ensuite, puis Fournier et d'autres auteurs ont montré que, presque toujours, au-dessus de ces maladies dites du système nerveux et les engendrant, on rencontre quelque diathèse ou affection constitutionnelle.

Qu'en conclure, sinon ce que je disais naguère, que la diathèse est une modalité du système nerveux ? Aussi le physiologiste Schiff signale-t-il des tuberculoses d'origine nerveuse, et provoque-t-il dans un os, par la ligature de ses nerfs, tous les phénomènes du rachitisme. Voyez combien toute notre étude s'enchaîne logiquement, combien s'éclaire la notion de la maladie !

(1) Arnozan, thèse d'agrégation, 1879, p. 163. — Gangrènes nerveuses (*Gaz. hebd.* 13 mai, 1881) — Vergetures chez les névropathes (*Progrès médical* 29 oct. 1881).

V

Cette lumière nous serait fort utile si elle se bornait à donner satisfaction à notre impérieux besoin de comprendre; mais combien l'est-elle davantage en nous montrant le système nerveux, qui a la haute main sur l'étiologie, l'évolution et les déterminations anatomiques de la maladie, comme l'agent auquel doivent s'adresser nos efforts thérapeutiques, car il dirige aussi la guérison.

« On ne saurait nier, dit Cl. Bernard, que les forces « physiologiques qui régissent les fonctions de la vie, « toutes les fois que l'ordre a été renversé ne tendent « à le rétablir (1). » Cette tendance est ce que l'on nomme la nature médicatrice, c'est-à-dire l'emploi convenablement dirigé par l'instinct nerveux, des ressources que possède l'économie. Entraîné à constituer l'état morbide et les actes qui en découlent, le

(1) Cl. Bernard. *Loco citato* p. 65.

système nerveux tend toujours à ramener l'état normal ; il n'a pu suffire à annuler les effets d'une cause extérieure, il a occasionné un trouble fonctionnel trophique qui a amené des lésions, soit une inflammation. Mais cette lésion il tend à la réparer et il la répare avec d'autant plus de facilité qu'elle est plus légère, plus récente et qu'il se trouve lui-même dans une meilleure situation. Cependant le fait qu'il n'est point parvenu à neutraliser d'emblée l'action morbifique, doit nous rendre attentifs à lui porter secours car nous y trouvons la preuve que l'innervation n'est pas dans ses conditions normales et parfaites. Notre rôle consiste alors à être, comme on l'a dit, le ministre et l'interprète de la nature en aidant à ses efforts, en les maintenant dans les limites et la direction convenables. Parfois même s'il s'agit d'affections produites par des causes purement internes, diathésiques, le vice de l'innervation étant plus radical, nous avons à faire davantage pour redresser la mauvaise direction imprimée aux actes organiques. Dans tous les cas c'est au système nerveux que nous nous adressons c'est par lui que nous pouvons modifier la marche de la maladie, en atténuer la gravité:

On ne croit plus guère à la possibilité d'enrayer le développement d'une affection : c'est là le résultat de l'importance exclusive accordée aux lésions anatomiques La chose, pourtant, n'a rien d'invraisemblable ! Lorsqu'une maladie est à son début, à cette période où il n'y a encore que la lésion de fonction admise par Cl. Bernard, ne peut-on éviter la production d'altérations plus profondes? Certains moyens, émissions sanguines, vomitifs, stimulants généraux employés dès les premiers signes de malaise, n'ont-ils pas pu enrayer le développement d'une maladie dont ce malaise marquait le commencement ? C'est ce qu'il est facile de nier, la preuve étant impossible à fournir puisque le procès morbide n'a pas eu lieu ; c'est pourtant ce que nous croyons et il nous semble plausible qu'une inflammation, par exemple, débutant par une congestion, puisse être arrêtée à cette phase congestive et avant que se soient produites les lésions vraies de l'inflammation nécessitant le cycle obligé. Bayer, Hérard, Tardieu n'ont-il pas constaté que la vaccine pratiquée pendant l'incubation de la variole peut en amender la gravité (1) et Jaccoud n'attribue-t-il pas au traitement qu'il préconise contre la fièvre thyphoïde la production d'une défervescence brusque fort étrangère à la fin naturelle de cette affection (2) ? La possibilité d'entraver le développement d'un acte pathologique ne peut faire doute dans certains cas. C'est ainsi que lors des fluxions qui se font vers l'utérus sous l'influence d'une maladie chronique de cet

(1) Peter. *Des maladies virulentes*. Thèse d'agrégation.

(2) Jaccoud. *Clinique de Lariboisière*.

organe, nous pouvons, par des moyens sagement choisis, convenablement dirigés et employés, nous pouvons diminuer, détourner, arrêter un molimen qui, appelé par la maladie organique, en devient à son tour une cause d'entretien (1).

Certains médicaments, les poisons par exemple, pénètrent d'abord dans le sang ; ils n'agissent pourtant qu'après avoir été mis au contact de la cellule nerveuse à laquelle, par une sorte de prédestination qui constitue leur action physiologique, ils doivent s'adresser. Les uns agissent directement sur l'état morbide, modifient la disposition du système nerveux ; les autres s'attaquent seulement à un symptôme : mais quand nous parvenons à supprimer un phénomène nuisible ne pouvons-nous pas croire avec assez de vraisemblance, que nous avons atteint sa cause immédiate qui, les pages précédentes nous l'ont montré, réside dans le système nerveux ?

Nous avons dit comment, d'accord avec la clinique, les recherches physiologiques tendent à prouver que les multiples et diverses manifestations des diathèses proviennent, non point d'altérations humorales comme on le croyait autrefois, mais de dispositions particulières de l'innervation. De même n'est-ce point dans

(1) Courty. *Traité des maladies des femmes*,

la modification imprimée aux humeurs de l'économie que consiste l'action intime des médicaments antidiathésiques, mais dans l'influence spéciale qu'ils exercent sur le système nerveux, influence démontrée par tous les phénomènes consécutifs à leur administration et notamment par les troubles trophiques qui surgissent du côté de la peau ou des muqueuses (efforescences), des parenchymes (dégénérescences), etc. Tous ces phénomènes ne sont point sans analogie avec ceux des diathèses que guérissent ces agents; pourtant, dans l'espèce, ils sont étrangers à la modification et traduisent un excès d'action, une altération exagérée (car ce sont les médicaments altérants); pour rester dans les limites de la thérapeutique, il ne faut point atteindre ces effets qui sembleraient plaider en faveur de l'homœopathie. Non! Mercure, iode, alcalins, phosphore, arsenic, soufre, chlorures guérissent des manifestations syphilitiques, herpétiques, scrofuleuses, arthritiques, rachitiques, en agissant sur le système nerveux d'une manière inverse à celle qui caractérise la cause même du mal; néanmoins, conformément à cette loi, mise en lumière par Cl. Bernard que toute substance dont les petites doses excitent les propriétés d'un élément anatomique peut anéantir ces mêmes propriétés, si on l'emploie à très forte dose, les altérants donnés en excès peuvent produire des phénomènes analogues à ceux des maladies constitutionnelles dont ils sont comme les antagonistes. Et de même que nous voyons des métissages pathologiques, des manifestations alternativement prédominantes de diverses diathèses, chez un malade, de même nous ne triomphons, le plus souvent, de ces affections que par l'emploi simultané ou successif des arsénicaux, iodiques alcalins, mercuriaux, sulfureux, etc.

L'action inverse des médicaments, suivant qu'ils sont donnés à faibles ou à fortes doses, et nous pourrions ajouter d'une manière passagère ou prolongée, s'expliquerait à la rigueur par une modification physico-chimique sans qu'il soit indispensable de faire intervenir le système nerveux. Il en est tout autrement des effets opposés que l'on constate parfois après l'administration de doses équivalentes d'une substance chez des individus en proie à des états morbides opposés : voyez l'alcool, par exemple ! Laissons de côté les transformations et combustions qu'il subit dans l'organisme, transformations qui ne peuvent faire disparaître que des proportions assez faibles de cet hydrocarbure ; le surplus agit en tant qu'alcool, médicament et non pas aliment. Or, ce médicament nous le voyons abaisser la température du fébricitant et relever celle de l'algide ! A-t-il donc deux actions opposées ? Evidemment non : mais il s'adresse à deux états du système nerveux qui, différents par les phénomènes qui les traduisent, proviennent néanmoins d'une même origine, le défaut de force, l'anévrosthénie. Aussi, tel médecin qui emploie le rhum comme antipyrétique dans le traitement de la plupart des maladies, maladies adynamiques, n'hésitera-t-il pas à prescrire le même agent contre l'algidité cholérique, contre celle de l'inanition ou celle de l'accès pernicieux.

Ce que je dis de l'alcool, je peux le dire du quinquina (1). Répétons-le, une modification physico-chimique de nos tissus, de nos humeurs, ne saurait rendre compte de ces effets opposés ; l'action par le système nerveux, nous permet seule de les comprendre.

N'est-ce pas au système nerveux et plus spécialement à ses forces agissantes, que s'adressent ces injections hypodermiques d'éther qui galvanisent la vie prête à s'éteindre.

Il y a deux ans à peine, Brown Sequard est venu, par des expériences curieuses, démontrer que l'anesthésie chloroformique, peut être produite par la seule action du chloroforme sur le système nerveux, à l'exclusion de toute introduction de l'agent dans la circulation (2).

(1) A. Guès. Art. quinquina. *Dict. de méd. et de chirurgie pratiques*, t. XXX, 1881.

(2) *Société de biologie*, 1880.

Telle maladie du système nerveux, l'ataxie locomotrice, entre autres, semble entraver l'action des purgatifs.

Certains moyens actionnent d'une manière indéniable directement et exclusivement l'innervation; ceux-ci portant sur le grand sympathique, ceux-là, sur l'axe cerebro spinal. Et, par suite des relations réciproques des deux systèmes de la vie organique et de la vie animale, nous voyons les uns modifier la circulation par leur action sur la sensibilité, comme les révulsifs cutanés qui rétablissent les fonctions organiques, suspendues pendant la syncope, les autres rappeler la sensibilité, en activant la circulation, ce que fait la métallothérapie. Dans le même système nerveux de la vie animale, on voit des paralysies du mouvement, liées à une anesthésie, et qui cessent, aussitôt que disparaît celle-ci sous l'influence de la faradisation (1).

Ces effets des métaux, des aimants, de l'électricité avec leurs phénomènes de transfert, sont des exemples démonstratifs du mode d'action par l'innervation (2). Le vésicatoire n'agit pas autrement, ainsi que le prouvent les observations de Grasset (3), où l'on voit l'a-

(1) Vulpian. *Bulletin de thérapeutique,* décembre 1879.

(2) A. Gués. — *Article Rubéfiants du dict. de méd. et chir. pratiques,*

(3) *Gaz. hebd.,* 2 janvier 1880.

nesthésie disparaître sous l'influence de ce moyen externe, et surtout ce fait bien curieux, rappelé par Carrieu, d'un vésicatoire appliqué sur un bras paralysé et produisant son effet seulement sur le membre homologue : éclatante confirmation de la loi de symétrie des actions réflexes ! N'est-ce pas exclusivement par l'innervation qu'agissent le marteau de Mayor, la titillation des narines, les inhalations de vinaigre ou d'ammoniaque, la projection d'eau froide sur la face ou la percussion du visage, qui parviennent à rappeler à la vie le malade empoisonné par le chloroforme ?

A propos de la percussion de la face qu'un me permette de citer un fait bien extraordinaire rapporté pas Maurice Raynaud (1). Dans un asile d'aliénés deux four jouent au billard ; un querelle survient et l'un des joueurs donne un vigoureux soufflet à son adversaire qui se sent à l'instant dégrisé, suivant son expression et recouvre la raison.

Cette révulsion morale, nous la voyons agir ailleurs que dans les maladies mentales. Grasset raconte qu'une personne atteinte de meningite renverse en gesticulant, un flacon d'éther qui servait à lui faire des pulvérisations; les vapeurs s'enflamment : « Voyant toute la « chambre en feu, le malade se précipite, criant qu'on

(1) *De la révulsion.* Théor. d'agrégation et art, révulsion du dict. de méd. et chir. pratiques.

« veut le brûler et la maladie qui jusque là avait résisté « à tous les moyens essayés, s'améliore à partir de ce « moment. » (1)

Je suis ainsi amené à dire un mot de ce que Guéneau de Mussy appelle « le traitement psychique » (2). De même nous avons vu les chagrins disposer l'organisme à subir l'action des causes morbifiques, l'influence bien dirigée de l'innervation supérieure peut concourir à la guérison des maladies de toutes sortes. Les rapports réciproques de l'innervation organique et animale s'étendent, en effet, jusqu'aux fonctions de l'intelligence et du moral : les troubles psychiques peuvent parfois agir sur celles-ci, mais à leur tour et bien plus souvent les passions retentissent sur les fonctions organiques.

L'histoire de la médecine nous donne jusque dans l'antiquité des exemples de ce que peut le moral. Un des plus frappants est celui du traitement d'Alexandre. Ce conquérant, s'était imprudemment baigné dans le Cydnus et sous l'influence de l'eau glacée une conjestion viscérale s'était produite ; il s'agissait de provoquer la réaction qui avait fait défaut. Que fait le médecin? Il prépare au royal malade un breuvage stimulant, lui administre ce remède et, pour en assurer l'effet, il rap-

(1) Granot, maladies du système nerveux, T I p. 597.

(2) *Clinique médicale*, T I p. 127.

pelle à son souverain les victoires passées, lui montre celles qui l'attendent encore, les conquêtes que sa guérison lui permettra d'entreprendre, met en jeu ses passions les plus vives et a bientôt la satisfaction de voir se produire cette réaction générale indice certain d'une guérison prochaine.

Demandez aux chirurgiens l'influence que peut avoir, sur le résultat d'une opération, le moral de l'opéré ! J'ai dit comment Gubler appréciait le fait, raconté par les voyageurs, de la résistance qu'offrent les noirs au traumatisme du péritoine : la différence de race n'est qu'une des faces de la question. Si tous ceux qui osent guérissent, c'est parce qu'ils ont osé, parce qu'ils ont eu confiance, parce qu'ils étaient eux-mêmes convaincus de ce qu'ils voulaient persuader aux autres, à savoir qu'ils étaient marqués du doigt divin ! (1). L'in-

(1) Ces blessures, de même que celles que se font les fanatiques algériens (Aïssaouas) guérissent sans accidents septiques, dans un milieu qui, par sa malpropreté, n'est rien moins que défavorable à la pullulation des microbes : inutile de faire ressortir l'absence de tout pansement antiseptique ! Nous sommes loin de vouloir contester le progrès effectué par l'intervention, dans la chirurgie contemporaine, du pansement dit de Lister; mais peut-être les avantages de ce pansement consiste-t-il moins dans l'action antiparasitaire que dans les soins minutieux de propreté qu'il exige, d'où la netteté des plaies, l'absence de détritus putréfiables, etc. Ajoutons que, conformément à ce que nous avons dit, l'action du phénol dilué est antalgique et concourt, avec l'absence de débris dans les plaies, à modérer les phénomènes inflammatoires. Certains chirurgiens obtiennent d'aussi beaux succès avec les anciens pansements (Desprès. *Société de chirurgie*, mars 1882).

nocuité de ces blessures tient du miracle. C'est qu'en effet la foi peut faire des cures qu'on disait autrefois miraculeuses et que la physiologie explique aujourd'hui. Quoi d'étonnant? Si une vive frayeur peut occasionner une hystérie, une paralysie subites, pourquoi une forte émotion ne pourrait-elle les guérir? Faut-il que je rappelle Boërhave arrêtant par sa parole, son attitude, ses menaces, une épidémie d'épilepsie?

L'assurance du médecin, son aspect, ses paroles, sont des moyens qu'il ne faut pas dédaigner, le praticien honnête et instruit aurait tort de ne pas se servir de ces armes sous prétexte qu'elles constituent surtout l'arsenal des charlatans. Le malade, d'ailleurs, surveille, anxieux, l'expression de notre visage : prenons garde de laisser paraître sur nos traits les craintes que nous inspire son état ; appliquons-nous, au contraire, à le rassurer. Suivons le conseil de Chomel, dépensons avec nos malades notre cœur et notre esprit ; évitons d'encourir ce reproche que faisait un client à son médecin : vous ne me guérissez pas, vous ne me soulagez pas, vous ne me consolez pas (1). Les homœopathes connaissent bien l'influence du moral, et ce pouvoir du médecin, eux qui affirment avec tant d'assurance! Voici une anecdote que j'emprunte à Gubler (2). Ce

(1) Chomel. *Path. génér.*, p. 641.

(2) *Cours de thérapeutique*, p. 5.

médecin est appelé avec le professeur Potain auprès d'un malade traité par un homœopathe qui lui donnait « du courage et de l'eau claire. » Des accidents formidables venaient d'éclater et il ne fut pas difficile aux deux savants praticiens de constater une maladie du cœur qui avait été méconnue. Néanmoins, notre pseudo-confrère demanda à revenir pour soutenir le courage du malade !

Médecin de la marine, il ne nous est pas permis d'ignorer cette influence du moral que nous aurons souvent à mettre en œuvre et que nous avons fréquemment constatée. Que de fois n'avons-nous pas vu, au souvenir de son pays et à la proposition d'un congé de convalescence, luire le regard atone d'un malade et s'empourprer ses joues pâlies ! Lorsque l'amélioration se prononce ou s'accentue à la suite de cette émotion bienfaisante, qui voudrait affirmer qu'elle a été étrangère à ce favorable changement ? La corrélation qu'ont entre elles les fonctions nerveuses nous permet de comprendre le fait que nous constatons et nous explique les avantages que le médecin peut retirer de la mise en jeu des actions morales !

En somme, et ceci sera notre conclusion, nous pourrions appliquer au rôle du système nerveux un mot célèbre. Qu'a-t-il été jusqu'à présent dans les doctrines pathologiques ? Rien. Que doit-il être ? Tout !... C'est ce que j'ai cherché à établir à l'aide des données que possède actuellement la science, c'est ce qui ressort de plus en plus des études de pathologie expérimentale que notre grand physiologiste Cl. Bernard a portées si loin et qui nous permettent d'adopter un vitalisme scientifique en accord et compatible avec toutes les découvertes, avec tous les progrès.

QUESTIONS

Anatomie et histologie normales. — Des os du membre inférieur.

Physiologie. — De la sécrétion de la salive et de ses usages.

Physique. — Quelles sont les principales sources de la chaleur.

Chimie. — De la glycérine et des principaux corps gras.

Histoire naturelle. — Des tiges, leur structure, leur direction : caractères qui distinguent les tiges des monocotylidonées de celle des dicotylidonées. Théorie de leur accroissement.

Pathologie externe. — Du traitement des tumeurs blanches.

Pathologie interne. — De l'ataxie locomotrice progressive.

Pathologie générale. — Des complications morbides.

Anatomie et histologie pathologique. — Des calculs biliaires.

Médecine opératoire. — Du cathétérisme des voies lacrymales.

Pharmacologie. Des extraits.

Thérapeutique. — Indication de la médication tonique.

Hygiène. — Action de la lumière sur l'organisme.

Médecine légale. — Du viol.

Accouchements. — Des hémorrhagies puerpérales.

Vu : le président de la thèse
PETER.

Vu et permis d'imprimer,
Le vice-recteur de l'Académie de Paris,
GRÉARD.

Paris. Typ. Colombon et Brûlé, rue de l'Abbaye, 22.

www.ingramcontent.com/pod-product-compliance
Ingram Content Group UK Ltd.
Pitfield, Milton Keynes, MK11 3LW, UK
UKHW020113240726
13926UKWH00011B/1209